AF468126

DU VACCIN.

Td 64
525

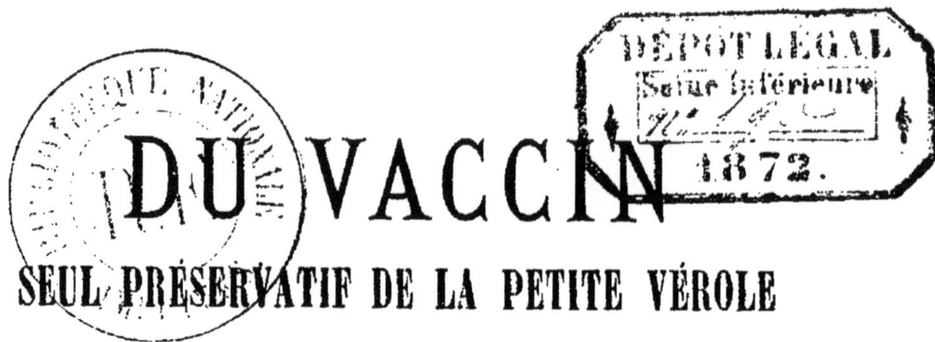

DU VACCIN

SEUL PRÉSERVATIF DE LA PETITE VÉROLE

INSTRUCTION

Sur la Vaccination et les Revaccinations.

PAR LE DOCTEUR A. LAURENT,

Médecin à Rouen.

Ancien-médecin en chef d'asiles d'aliénés, membre de la Société de médecine de Rouen, correspondant national de la Société de médecine légale, de la Société médico-psychologique de Paris, de la Société de médecine de Marseille, etc.

Etre utile, est le but que tout membre de l'humanité doit tendre à remplir.

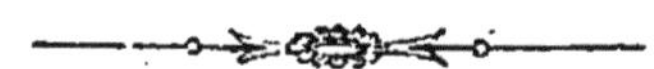

ROUEN,

IMPRIMERIE LÉON DESHAYS & Ce,

RUE SAINT-NICOLAS, 28 ET 30.

1872.

TABLE.

Qui croirait qu'après la création des Comités de vaccine et des vaccinateurs cantonnaux, qu'après les encouragements de toutes sortes donnés à ceux qui cherchent à répandre la pratique de cette opération, on rencontre encore un certain nombre d'individus qui sont privés du bénéfice de ce préservatif?

Ce n'est pourtant que trop vrai. La création de VACCINATIONS GRATUITES au dispensaire que j'ai fondé pour les maladies des enfants, m'a mis à même, plus que jamais, de vérifier ce fait et de constater qu'il y avait encore des hommes mariés, des mères de famille, des enfants de 8, 10 et 12 ans qui n'étaient pas vaccinés.

Tout en reconnaissant l'importance des mesures prises par les autorités pour la propagation de la vaccine, je me suis demandé s'il n'existerait pas d'autres moyens capables de répandre davantage cette pratique conservatrice de l'existence humaine, et surtout de convaincre les populations de la nécessité de s'y soumettre. J'ai pensé qu'une instruction courte et précise pourrait peut-être avoir quelque efficacité.

Si cette tentative de vulgarisation peut inviter les retardataires, les négligents, les timorés, en un mot, les personnes non encore vaccinées à recourir à cette opération si minime et si peu dangereuse, je m'estimerai très heureux d'avoir pu contribuer à sauvegarder leur existence.

D'un autre côté, il est essentiel qu'on sache bien, ou qu'on n'oublie pas, que chez certaines personnes l'influence de la vaccine n'est que temporaire, et que ces personnes ne doivent pas attendre l'arrivée d'une épidémie, qui peut les emporter, pour songer à se faire revacciner.

Les revaccinations générales sont une mesure d'hygiène publique qu'il importe de préconiser.

Rouen, ce 10 Septembre 1872.

A. LAURENT,

Docteur-Médecin.

DU VACCIN

Seul préservatif de la petite vérole.

La variole ou petite vérole, maladie contagieuse originaire de l'Orient, a paru en Europe dans le VIe siècle de notre ère. Depuis cette époque, on a tout tenté pour déjouer les ravages de cette affreuse affection, qui sévit surtout sur les sujets les plus beaux et les plus robustes. Il est inutile d'insister sur tout ce qu'a dû inventer l'imagination humaine pour chercher à détruire un fléau si redoutable, et d'énumérer tous les moyens auxquels on a eu recours.

C'est à un médecin anglais, Jenner, que l'on doit, non pas d'avoir découvert mais d'avoir compris l'immense importance de la transmission du cow-pox à l'espèce humaine. Pendant qu'il apprenait l'art de guérir chez un chirurgien de Bristol, il entendit un jour une femme, dont la maladie donnait lieu à quelques doutes, assurer qu'elle ne pouvait avoir la petite vérole, parce qu'elle avait eu autrefois la picote des vaches. Plus tard, en pratiquant la médecine, il s'aperçut que le virus de la petite vérole n'atteignait que très rarement les personnes employées dans les fermes à soigner ou à traire les vaches. Rapprochant tous ces faits, il se décida, en 1796, à employer le pus contenu dans les boutons du cow-pox, et la personne, ainsi inoculée, résista à l'inoculation variolique.

Ce résultat l'encouragea à poursuivre ses recherches et ses expériences, qu'il publia, pour la première fois, en 1798. Elles ne tardèrent pas à être répétées et acceptées avec enthousiasme.

L'observation de faits nombreux permet de poser des règles précises concernant l'application pratique de la vaccine. Il est incontestable aujourd'hui que la variole, cette maladie si redoutable, cesse d'être aussi funeste quand elle vient à exercer son influence sur une économie qui a été préalablement imprégnée du virus-vaccin.

Par suite de la puissance de la vaccination, il ne se produit alors qu'une varioloïde ou variole bénigne.

Ce n'est pas qu'on puisse dire d'une manière absolue que les individus vaccinés soient tous et toujours à l'abri des varioles graves et même des varioles mortelles. Mais le nombre en est comparativement très faible. Il résulte de cette action bienfaisante du vaccin que depuis l'emploi de cet agent précieux la mortalité n'a pas cessé de diminuer. C'est un résultat immense qu'on ne saurait trop répéter et trop favoriser.

La vaccine a encore pour résultat, en diminuant le nombre des varioleux, de diminuer les conséquences ou les suites de cette affreuse maladie. C'est ainsi que l'éruption de la varioloïde ne laisse pas sur la peau ces marques indélébiles, qui font ressembler la figure à une écumoire ou passoire. La vaccine tarit, en outre, l'une des sources des affections des yeux, et principalement de la cécité. Combien perdaient la vue par suite de l'extension de la variole au globe oculaire !

Voici, en peu de mots, ce qui intéresse le plus, relativement au vaccin :

Le vaccin est un liquide transparent incolore, visqueux, inodore, qui ressemble à la sérosité des vésicatoires, et qu'on recueille dans des boutons d'une forme particulière.

Ce liquide apparaît dans les boutons vers le cinquième ou sixième jour, et tend à s'épaissir vers le onzième. C'est à l'époque où le bouton est en pleine activité qu'il importe de le recueillir, c'est-à-dire, au septième ou au huitième jour.

L'opération de la vaccination consiste à

mettre le vaccin en contact avec les vaisseaux absorbants de la peau. L'introduction de ce liquide dans le corps produit la maladie préservatrice, connue sous le nom de vaccine, dont l'évolution ordinaire dure environ de vingt-cinq à vingt-sept jours, à partir de l'inoculation jusqu'à la chute de la croûte, qui laisse à nu une cicatrice profonde.

Je n'ai pas à répondre aux objections de toutes sortes qui ont été faites contre la vaccine. Elles ont été victorieusement réfutées par la statistique et par les témoignages les plus authentiques.

Mon but est de travailler à répandre le bienfait de cette découverte importante.

Par cela même qu'il existe encore des personnes qui ne sont pas vaccinées, il importe d'obliger tous les parents de ne pas négliger un pareil moyen de conservation.

Le temps a démontré que le pouvoir préservatif de la vaccine n'était pas définitif pour toute la vie chez certaines personnes. La variole, pendant quelques épidémies qui se sont manifestées depuis le commencement de ce siècle, a atteint des sujets qui offraient des cicatrices vaccinales anciennes réputées très belles.

Cette constatation a déterminé certains praticiens à recourir à la revaccination; il est résulté de cette nouvelle application de la vaccine que de graves épidémies ont pu être arrêtées, et on a reconnu que la variole épargnait ceux qui venaient d'être revaccinés.

Sans m'appesantir davantage sur les faits, je puis dire que la revaccination est un moyen de sécurité qui, actuellement, a fait ses preuves, et qui a été adopté avec succès comme mesure générale par plusieurs états de l'Allemagne. On ne saurait donc trop préconiser la pratique des vaccinations et des revaccinations.

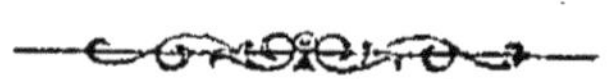

INSTRUCTION

sur la Vaccination et les Revaccinations.

1° La vaccination et les revaccinations bien faites sont le seul préservatif de la petite vérole ;

2° On peut vacciner à tout âge. Mais l'époque de la vie la plus convenable est à partir du troisième mois;

Il y a de réels inconvénients à vacciner les enfants trop tôt. Il est certaines manifestations morbides latentes qu'il n'est possible de découvrir qu'après un développement organique de plusieurs semaines. D'ailleurs l'état de congestion des téguments pendant les premiers jours de la vie, semble contr'indiquer à cette époque la vaccination ;

3° On vaccine en toute saison, mais le printemps et l'automne sont plus favorables à cette opération que l'été et l'hiver avec leurs extrêmes de température ;

La chaleur hâte le développement des pustules et le froid le retarde. Dans les climats trop chauds la vaccination échoue très souvent ;

4° En temps d'épidémie, le temps presse, on doit vacciner les enfants le plus tôt possible après leur naissance ;

5° En prenant du vaccin sur un enfant, on ne peut jamais lui nuire. On lui rend même souvent service en dégorgeant les pustules et en diminuant la tension douloureuse qui existe au niveau des boutons.

L'ouverture des boutons par le médecin est sans inconvénient. Elle ne diminue pas l'efficacité de la vaccine et ne cause aucune douleur ; aussi bien loin de s'opposer à cette sage pratique, les parents s'affranchissant des préjugés que propage l'ignorance, devraient solliciter le médecin d'y avoir recours. La transmission du vaccin de leur enfant, leur serait une preuve de l'action de l'éruption produite et une garantie que la vaccination est réellement préservatrice ;

6° Quand un enfant est souffrant, il est bon d'attendre que la santé soit revenue, à moins que l'on ne soit en temps d'épidémie, parce qu'il peut y avoir un retard dans l'évolution vaccinale et que les boutons sont alors ordinairement mal développés.

Toutefois on a vu des bronchites, des coqueluches, certaines tendances à des diathèses être modifiées par la vaccination ;

7° Le pouvoir de la vaccine n'est pas absolu pour tous.

BIBLIOTHÈQUE NATIONALE R.F. IMPRIMÉS

La persistance de l'action préservatrice du virus-vaccin, tient à des conditions personnelles d'organisation ou de modifications à la suite de maladies. Malheureusement il n'a pas encore été possible de préciser les causes qui diminuent ou annihilent l'action du virus chez les vaccinés. D'autre part, l'expérience démontre tous les jours que la revaccination diminue d'une manière presque incalculable la prédisposition à la petite vérole. Il est donc de l'intérêt de chacun de se faire revacciner ;

8° Un grand nombre de praticiens recommandent fortement et considèrent même comme un devoir impérieux de faire revacciner tous les enfants qui atteignent 12 ans, même s'ils ont été vaccinés avec un plein succès dans leur enfance.

Mais comme il n'est pas assez prouvé que la revaccination à cet âge suffise et procure à tous et pour toujours une immunité absolue, il est prudent de se faire revacciner aux époques de modifications physiologiques ou, si l'on veut une règle plus précise, tous les 10 ou 12 ans ;

9° Ces revaccinations sont sans danger et sont utiles à tous les âges. Elles sont plus particulièrement utiles pendant la durée d'une épidémie, quelle que soit l'époque de la précédente vaccination ;

10° Dans aucun cas, la vaccination et les

revaccinations ne peuvent donner lieu à une petite vérole ;

11° Comme il pourrait se faire que la vaccination n'ait pas suffisamment réussi et que les piqûres faites aient donné lieu à une fausse vaccine ou vaccine qui ne préserve pas de la variole, il est absolument nécessaire que les vaccinés et les revaccinés se fassent examiner par un médecin huit jours après l'opération pour être sûr que les boutons développés appartiennent à une bonne vaccine.

Les variétés de vaccine fausse, ou vaccine modifiée, sont très nombreuses. Nul mieux que le médecin est à même de vérifier la forme du bouton vaccinal et de le distinguer des boutons qui peuvent lui ressembler et appartenir à des éruptions d'une autre nature ;

12° Si l'enfant ne présente qu'un ou deux boutons sur six ou huit piqûres, il est prudent de procéder à une seconde vaccination. On peut employer sans tarder le virus même des boutons de l'enfant.

On a vu souvent cette revaccination suivie de succès et donner ainsi la preuve que l'organisme n'avait pas été saturé suffisamment par le virus pour garantir des atteintes de la variole.

PRÉCAUTIONS

à prendre pour favoriser le développement de la Vaccine.

La vaccine est une maladie légère procurée pour empêcher une autre maladie très dangereuse de survenir.

Elle a son traitement bien simple, il est vrai, mais qui ne manque pas d'avoir son importance. Car chez certains sujets mal disposés, irritables, atteints de quelque maladie constitutionnelle, l'évolution vaccinale produit une petite révolution plus apparente dans les humeurs et dans le système nerveux.

Il est facile de prévenir ces manifestations par quelques mesures d'hygiène très faciles.

S'agit-il d'un enfant nouveau-né, j'ai habituellement le soin de prescrire un ou deux grands bains généraux d'eau simple tiède dans l'intervalle des huit jours qui séparent l'inoculation et la visite des boutons.

On n'a pas besoin d'appliquer aucun appareil sur le bras des sujets vaccinés ; on laisse sécher les piqûres.

Il importe seulement de les garantir de tout frottement qui pourrait les enflammer et être le point de départ d'un érysipèle. Le contact de vêtements de laine ou de toile très rude doit donc être évité soigneusement. On doit s'abstenir de serrer le bras dans un vêtement trop étroit. Des manches larges et souples remplissent facilement le but désirable.

D'après ce que j'ai dit précédemment relativement à l'influence de la chaleur sur le développement de la vaccine il ne faut pas couvrir davantage l'enfant, ni augmenter la température autour de lui.

Il n'y a rien à changer au régime, à l'exercice, aux promenades en plein air de l'enfant jusqu'au sixième ou septième jour environ, moment de l'apparition de la fièvre.

Chez le nouveau-né, la bouche est alors légèrement chaude et il a grand plaisir a avoir le sein dans la bouche. Il ne dort pas aussi bien la nuit, il est grognon et quelquefois il a le corps un peu dérangé. Il faut éviter qu'un changement brusque de température n'empêche la fièvre vaccinale de prendre tout son développement.

Vers le neuvième ou dixième jour il arrive, très souvent que la démangeaison et la douleur causées par les boutons sont très vives ; la peau qui entoure les boutons est très rouge et très chaude, quelques cataplasmes de mie de pain avec du lait ou un peu de crême passé à plusieurs reprises sur la partie enflammée au moyen d'une plume d'oie ou d'un petit pinceau apporteront un grand soulagement.

Au bout de 3 ou 4 jours, la fièvre tombera et tout rentrera dans l'ordre.

Vers le douzième jour, la période de dessiccation commence. A partir de cette époque la croûte s'agrandit tous les jours, acquiert en même temps plus de dureté et prend une couleur analogue à celle du sucre d'orge.

Si c'est un enfant plus âgé et prenant une nourriture quelle que minime qu'elle soit autre que le lait maternel ou de la nourrice, il y aura lieu lors de la plus grande acuité de la fièvre de diminuer légèrement l'alimentation.

C'est vers le septième jour que la démangeaison apparaît et va croissant comme précédemment. Mais plus l'enfant est grand et plus en général cette démangeaison lui est insupportable ; il faut l'empêcher de se gratter et d'arracher les boutons.

Il arrive quelquefois que les glandes de l'aisselle s'engorgent et que les mouvements du bras sont douloureux, le sommeil difficile, l'enfant est maussade, irritable pendant quelques jours. Avec les moyens hygiéniques que je viens de conseiller pour le premier âge, à moins de prédispositions particulières, tout se passera sans conséquences fâcheuses.

Chez les grandes personnes, il est bon de préparer l'économie par un léger purgatif, la veille de la vaccination.

Le régime alimentaire sera diminué pendant la durée de la vaccine ; quelques grands bains agiront efficacement pour faciliter l'évolution vaccinale.

Mêmes précautions pour empêcher le frottement des boutons.

La revaccination, même en réussissant, ne saurait faire interrompre le travail, car elle n'amène généralement qu'un léger malaise qui arrive au plus fort de la fièvre.

Je ne saurais approuver qu'on donne une purgation pendant ou après la vaccine ; je n'aime pas qu'on contrarie en aucune façon la vaccination ou la revaccination ; il faut les laisser agir librement sur l'économie.

R.F.

Rouen. Imp. Léon DESHAYS et Cᵉ.

www.ingramcontent.com/pod-product-compliance
Ingram Content Group UK Ltd.
Pitfield, Milton Keynes, MK11 3LW, UK
UKHW020551230726
13925UKWH00006B/2529

9 782013 592864